Le Traitement actuel pré et post-opératoire de la cataracte sénile ordinaire

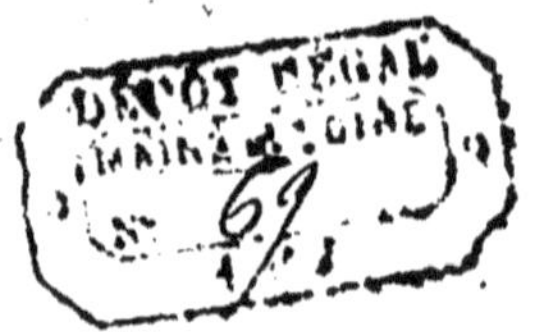

Par le Dr CHEVALIER, du Mans

—

Notre but dans ce travail est d'exposer d'une façon aussi précise, aussi résumée qu'il sera possible, les idées actuellement admises sur cette question des soins ante et post-opératoires dans l'opération de la cataracte.

Notre étude se divisera naturellement en deux parties :

1° Traitement pré-opératoire ;
2° Traitement post-opératoire.

1° TRAITEMENT PRÉ-OPÉRATOIRE

Le but que l'on se propose avant tout acte dans l'opération de la cataracte est d'arriver à l'asepsie, c'est-à-dire à la suppression de tout microbe ou de tout agent d'infection. C'est par l'antisepsie que l'on obtiendra l'asepsie.

Pour arriver à l'asepsie on devra suivre différentes étapes ; en d'autres termes il y

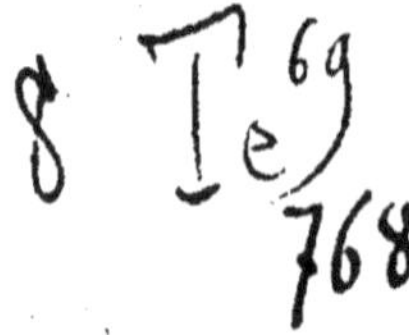

aura une succession de préparations à l'opération. Nous les énumérerons d'abord, puis chacune sera étudiée en détail :

A. Pansement de la veille de l'opération, ou pansement préparatoire.

B. Pansement témoin jusqu'au moment de l'opération.

C. Préparation des intruments.

D. Préparation des objets de pansements : tampons, compresses, bandes, collyres.

E. Soins que doivent prendre le chirurgien et ses aides.

F. Préparation de l'opéré.

G. Préparation du champ opératoire au moment de l'opération.

H. Anesthésie pré-opératoire.

A. *Pansement de la veille de l'opération, pansement préparatoire*

En 1884, Lange appliquait la veille de l'opération un pansement sur l'œil qui devait être opéré. Ce pansement était imbibé d'une solution de sublimé à 1 pour 1.000, puis dans la cavité conjonctivale il projetait de la poudre d'iodoforme finement pulvérisée.

Valude [1] conseille le pansement préparatoire, mais fait remarquer que la sécrétion plus ou moins abondante, plus ou moins muco-purulente que l'on peut observer lors de la levée de ce pansement n'indique point fatalement qu'il y ait infection. Des expériences

[1] *Encyclopédie française d'Ophtalmologie*, t. IX, p. 10.

pratiquées avec son chef de clinique, M. le
Dr Dubief, il résulte que le formol est la substance tout indiquée dans ce cas particulier,
« par cette substance est non pas microbicide,
« mais aseptique et capable de maintenir
« l'asepsie des surfaces organiques qu'elle a
« imprégnées ; le formol ne détruira pas aussi
« complètement que le sublimé les microbes
« existants, mais après son application aucun
« microbe ne poussera plus. » L'emploi du
formol est donc très indiqué pour le pansement
préparatoire, mais non au moment de l'opération, étant irritant même en solution à
1 pour 1.000.

Lors du pansement de la veille ou pansement
préparatoire on devra s'assurer de la perméabilité des voies lacrymales et pour cela pratiquer une injection d'eau bouillie tiède ;
éviter surtout l'incision du canalicule et
d'une façon générale de traumatiser l'orifice
du canal.

Pour s'assurer de la perméabilité des voies
lacrymales, le Pr Czermach, de Prague, prati-
tique une instillation du fluoresceine dans les
culs-de-sac. Si trois minutes après la teinte
caractéristique apparaît dans le nez on peut
considérer les voies lacrymales comme dans
leur état normal.

A l'état normal le bord ciliaire étant recou-
vert de cocci pyogènes, il est nécessaire d'in-
sister surtout sur l'antisepsie de cette région ;
la veille au soir on lave les paupières et les
sourcils avec de l'eau tiède savonneuse puis
avec de l'huile bi-iodurée selon la formule
suivante :

Huile d'olives stérilisée et lavée à l'alcool, 30 centimètres cubes.

Bi-iodure d'hydragyre, 0 gr. 12

On essuie au coton sec et on applique une mince couche d'huile bi-iodurée sur les bords palpébraux ; un pansement à la gaze stérilisée est appliqué et maintenu jusqu'au moment de l'opération.

Ahlström, tout en reconnaissant qu'il est presque impossible d'obtenir la disparition complète des microbes intra-palpébraux, croit arriver bien près du but par l'emploi de la vaseline au sublimé à 1/5000. Il introduit cette pommade antiseptique dans les culs-de-sac conjonctivaux, puis pendant douze heures maintient l'œil sous un pansement stérilisé. Au bout de ce temps il pratique l'opération.

B. Pansement témoin jusqu'au moment de l'opération

Le pansement témoin, conseillé d'abord par M. Vacher, d'Orléans, dans le but de s'assurer de l'asepticité de l'œil avant l'opération de la cataracte, a été aussi recommandé, en 1893, par M. Nuel de Liège, à la Société française d'Ophtalmologie, et, en 1895, dans les *Annales de la Société Médico-Chirurgicale de Liège.*

Voici comment l'emploie M. Vacher. La veille, après asepsie du champ opératoire et irrigation des voies lacrymales pour constater leur parfaite perméabilité, il applique sur l'œil une rondelle de gaze stérilisée, puis une couche

d'ouate stérilisée maintenue en place par de
la gaze souple collodionnée sur les bords.

Si au moment de l'opération ce pansement
est souillé d'une sécrétion muco-purulente il
y a indication à différer l'opération et à cher-
cher à obtenir l'asepsie du champ opératoire
avant de se décider à l'intervention ; le pansement est-il indemne de toute sécrétion l'on
peut sans crainte procéder à l'opération.

A notre avis, ce pansement témoin n'est
pas un critérium exact, car l'existence d'une
sécrétion n'implique pas forcément la présence
de germes infectieux. Nous savons tous que
souvent dans les jours qui suivent l'opération
nous observons parfois une sécrétion plus ou
moins marquée de l'œil opéré ; malgré cela la
marche progressive vers la guérison se fait et
la sécrétion diminue d'elle-même n'entravant
en rien la guérison.

C. *Préparation des instruments*

Les instruments pourront être stérilisés
suivant cinq procédés différents ; dans cet
exposé nous n'avons en vue que les instruments à manche en métal, communément
employés actuellement ; les cinq procédés que
nous allons décrire ou plutôt résumer sont le
flambage à l'alcool, la chaleur sèche à l'étuve,
l'ébullition par l'eau bouillante, le bain antiseptique, la stérilisation par l'huile chauffée
à 140°

a) *Stérilisation par le flambage à l'alcool.* —
Ce mode de stérilisation est très pratique, très

facilo à réaliser, mais il n'est pas applicablo à tous les instruments de l'ophtalmologisto, spécialement aux ciseaux à iridectomio, aux couteaux à cataracte, aux kystitomes; son usage sera donc restreint et réservé aux instruments moins délicats. Après le flambago à l'alcool, on verse dans le récipient un liquide antiseptique, d'ordinaire du cyanure d'hydrargyre à 1 pour 1000.

b) Stérilisation par la chaleur à l'étuve. — C'est le mode de stérilisation le plus communément employé. Pour notre usage personnel nous employons l'étuve de Péan. Elle permet de porter les instruments à une température de 150° à 160° au maximum. Mais il faut éviter d'atteindre ces températures et se contenter de 120° à 130° sans quoi la trempe de l'acier serait altérée. Les instruments seront laissés à cette température pendant cinq minutes ; il faut éviter qu'ils ne soient heurtés. D'ordinaire on les introduit dans l'étuve, contenus dans une boîte en métal qui servira à les transporter. Au sortir de l'étuve et avant d'en faire usage, ils pourront être maintenus pendant 10 minutes dans de l'eau bouillante.

c) Stérilisation par l'ébullition dans l'eau bouillante. — C'est un mode de stérilisation très pratique puisqu'on peut le mettre en usage dans toutes les circonstances ; il y a certaines précautions à observer pour en obtenir les meilleurs effets. Pour éviter la rouille des instruments il faut les plonger dans l'eau lorsque celle-ci est en ébullition et il est d'usage d'alcaliniser l'eau par l'addition de carbonate de soude. La proportion doit être de 2 %.

L'ébullition détruit bien la plupart des microbes, mais elle laisse subsister les spores ; aussi y aurait-il plus de sécurité encore à se servir de l'étuve sèche à 150° ou au moins à 130° ;

d) Le bain antiseptique. — Bien des solutions antiseptiques sont employées ; les plus fréquemment en usage sont la solution de cyanure de mercure à 1 % recommandée par Chibret et la solution d'acide phénique à 5 %. Nous ne pouvons que signaler ici l'emploi de l'eau boriquée à 4 %, de l'alcool absolu, du chloroforme, de la solution de Burchardt (solvéol 6 grammes, lysol 0 gr. 10 pour un litre d'eau), la solution de formol à 20 %. Les instruments peuvent être maintenus dans ces solutions tout le temps nécessaire.

A la suite de recherches de laboratoire sur le cyanure et l'oxycyanure d'hydrargyre, Chibret, de Clermont-Ferrand, a adopté pour la désinfection instrumentale le cyanure. Le cyanure à 1 % dans l'eau, détruit le staphylococcus pyogenes aureus en cinq minutes ; à cette dose il est sans inconvénients et pour le poli et pour le tranchant des intruments en acier. Les instruments sont plongés dans une solution de cyanure à 1 % pendant tout le temps voulu, puis, au moment de s'en servir, ils sont plongés dans une solution plus faible à 1 pour 1500, car la solution première serait irritante pour l'œil ;

e) Stérilisation par l'huile chauffée à 140°. — A l'exemple de son maître M. le Pr L. Tripier, M. L. Dor, de Lyon, stérilise les instruments dans de l'huile chauffée à 140°. Cette stérilisation dans un bain d'huile équivaut à une stérilisation sèche à l'abri de l'air et n'altère en rien les instruments, aucune oxydation ne pouvant se produire.

L'huile employée est de l'huile d'olives, préalablement dépouillée de son acide oléique par une macération de 24 heures dans l'alcool absolu. Les instruments placés dans un panier métallique resteront immergés dans l'huile à 140° pendant dix minutes. Puis, retirés de l'huile, ils sont plongés dans une eau bouillante sortant d'une autoclave et c'est avec cette eau bouillante qu'ils sont lavés jusqu'à ce qu'ils ne soient plus gras, et c'est dans cette eau stérilisée à 115° qu'ils seront maintenus jusqu'au moment de l'opération.

D. *Préparation des objets de pansements, tampons, compresses, bandes, collyres*

Les objets de pansement, tampons de ouate, compresses, bandes, devront être stérilisés à l'autoclave à une température de 115° à 120°, pendant une demi-heure ; ils seront introduits dans l'autoclave imbibés de la solution antiseptique qui aura été choisie (sublimé, cyanure d'hydragyre, eau boriquée, bi-iodure d'hydragyre) ; ils sont introduits renfermés dans des boîtes métalliques, munies de petits trous sur les parties latérales, par lesquels la vapeur pourra s'échapper. Les fils de soie, de même que les aiguilles destinées aux sutures, auront été portés à l'autoclave puis bouillis au moment d'en faire usage.

Il est très commode d'avoir à sa disposition de petits tampons d'ouate stérilisés à l'autoclave roulés en forme de petits cylindres ; ils serviront surtout à enlever le sang, les liquides existant à la surface de l'œil sitôt après l'opération.

Pour ce qui est des collyres, et nous n'envisagerons ici que les collyres aqueux, le mieux serait de ne faire usage que de collyres stérilisés, conservés dans des ampoules de verre scellées à la lampe. L'on peut aussi se servir de collyres préparés avec une substance antiseptique en quantité assez faible pour ne pas irriter l'œil (solution de cyanure d'hydragyre à 1/1500 ou à 1/2000; solution de sublimé à 1/5000). A cette dose très réduite forcément ces substances ont une propriété antiseptique bien contestable.

Comme modèle de flacon collyre nous donnons la préférence au petit ballon pipette, employé dans les laboratoires de bactériologie et désigné sous le nom de ballon de Chamberland.

Les collyres aqueux seront stérilisés à l'autoclave ; les collyres huileux [1] ne peuvent être stérilisés de la sorte. Ces collyres ont des avan-

---

[1] Serini. Collyres huileux, treizième Congrès international de Médecine, Paris, 1900.
Chevalier. Collyres huileux, treizième Congrès international de Médecine, Paris, 1900.

tages réels sur les collyres aqueux et cependant sont moins fréquemment employés ; ils ne provoquent pas de spasme contre les collyres aqueux, ni la desquamation épithéliale, occasionnée parfois par les collyres aqueux de cocaïne. On se servira pour leur préparation d'huile d'olives stérilisée et lavée à l'alcool et de flacons compte-gouttes rappelant ceux de Morax, ces flacons ayant été stérilisés avant l'introduction de la préparation huileuse.

E. *Soins que doivent prendre la chirurgien et ses aides*

Le chirurgien et ses aides, vêtus d'un sarrau et d'un tablier propres prendront les précautions suivantes :

A. Le brossage des mains et des avant-bras sera fait avec de l'eau bouillie et filtrée chaude, du savon antiseptique ou de l'alcool de savon (teinture de savon), des brosses bouillies puis immergées dans une solution de sublimé au millième.

B. Les ongles seront coupés courts ; certains ophtalmologistes préfèrent conserver aux ongles, surtout du pouce et de l'index, une certaine longueur dans le but de mieux fixer ou mieux maintenir les instruments ; cette précaution ne nous paraît d'aucune utilité, et, à l'exemple des chirurgiens généraux, nous croyons préférable de les tenir aussi ras que possible ;

C. Après le lavage des mains, après la

section et la toilette des ongles, les mains
seront plongées :

a) Dans une solution de permanganate de
potasse à 2 % ;

b) Dans une solution de bisulfite de soude
à 10 % ;

c) Dans de l'alcool à 90°.

Au cours de l'opération les mains peuvent
être lavées à plusieurs reprises dans la solution de sublimé au millième ou dans celle de
cyanure à 1 pour 1500. Opérer avec des gants
aseptiques nous paraît bien difficile pour les
opérations qu'est appelé à pratiquer l'ophtal-
mologiste. Pour notre part nous avons essayé
cette pratique mais nous avons dû y renoncer ;
le sens du tact si nécessaire est enlevé, c'est
le motif qui nous a fait renoncer aux gants
soit de fil soit de caoutchouc.

Après le lavage les mains et les avant-bras
seront séchés avec une compresse stérilisée à
l'autoclave. Landolt préfère, après l'immersion
des mains dans un liquide antiseptique, les
sécher à l'aide de gants stérilisés, simples
poches en toile, munies d'un lien de caoutchouc
qui les maintient serrées au niveau des
poignets.

Les gants ne sont retirés qu'au moment de
l'opération, au moment de saisir les instruments.

L'opérateur pourra se munir d'un couvre-
bouche, puis d'un respirateur de Jeffray.

Dans ce chapitre, nous croyons devoir con-
sacrer quelques indications relatives à la
chambre du malade, au lit d'opération, à

la salle d'opérations, à l'éclairage de cette salle.

Autant que possible, il est préférable d'opérer dans une salle d'opérations ; ce n'est que dans des cas exceptionnels que l'on consentira à opérer au domicile du malade.

Les salles d'opérations, telles qu'elles sont construites aujourd'hui, représentent le milieu opératoire idéal. Le mieux serait d'adjoindre à la salle d'opérations une salle destinée aux pansements préparatoires pour les lavages et la désinfection pré-opératoire, puis une autre salle de pansements pour les opérés des jours précédents.

Les lits d'opération actuels sont constitués uniquement par de l'acier nickelé ou peint et des tablettes en verre ; ils sont garnis d'une têtière mobile. D'après notre expérience personnelle cette têtière mobile ne nous paraît d'aucune utilité et peut être avantageusement supprimée.

Si, dans des cas qui doivent être l'exception l'opération a lieu à domicile, elle pourra se faire dans un lit de fer, lit étroit, permettant à l'opérateur et à son aide de se déplacer aisément autour. Le lit sera à proximité d'une fenêtre.

La chambre où doit avoir lieu l'opération aura été nettoyée la veille, les tentures, rideaux et draperies auront été enlevés.

L'opération faite dans le lit du patient a l'avantage d'éviter le déplacement du malade. Il ne faut pas cependant redouter et exagérer les inconvénients de ce déplacement ; dans certaines cliniques les opérés pour regagner leur chambre ont à traverser quelquefois de grands espaces ; quelquefois dans certaines cliniques ils sont emportés en litière ou par un ascenseur et cela sans inconvénient grâce à un pansement binoculaire.

Éclairage. — La valeur d'un bon éclairage jouera un grand rôle dans le succès de l'intervention ; il importe donc de se rappeler des notions générales suivantes. L'éclairage par une large baie ou fenêtre exposée au nord est préférable à tout autre ; toutefois une fenêtre au levant ou au couchant permettra également d'opérer dans de bonnes conditions. L'éclairage venant d'en haut ou de face par rapport à l'opéré est plutôt nuisible à cause des reflets se produisant dans le champ opératoire et pouvant gêner l'opérateur.

L'œil qui doit être opéré sera aussi rapproché que possible de la fenêtre. Autant que possible nous conseillons de ne pas pratiquer l'opération de la cataracte à la lumière artificielle ; l'éclairage fourni par une source de lumière artificielle éclairera bien pendant certains actes de l'opération, puis dans d'autres, par suite du déplacement forcé de l'opérateur ou de ses aides, il se produira des ombres qui gêneront beaucoup.

Dans des cas exceptionnels, on pourra faire usage d'une source de lumière (lampes à gaz ou à pétrole) munies d'un système de lentilles convergentes et comme modèle de ce genre nous citerons le phare ophtalmologique de Chibret. Nous préférons confier à un aide un photophore à main. Prévenu, le malade supporte très bien cet éclairage, lequel nous a semblé, après l'extraction, aider à la rentrée de l'iris en provoquant sa contractilité.

L'attention de l'opérateur devra se porter surtout sur les voies lacrymales. En cas de suppuration, il faut s'abstenir d'intervenir, traiter · l'affection lacrymale et n'opérer qu'après sa guérison. C'est dans ce cas d'affections antérieures des voies lacrymales guéries après ce traitement préalable qu'il sera prudent sitôt après l'opération de mettre dans l'angle interne de l'œil soit de l'iodoforme soit de la poudre d'Iodol.

L'oblitération des points lacrymaux, soit par suture soit par cautérisation ignée nous semble devoir être abandonnée, de même que la ligature du canalicule proposée par Quac Kenboss.

7. *Préparation de l'opéré*

Traitement de l'état général. — Avant toute opération de cataracte, il est de toute nécessité de s'enquérir de l'état général de l'opéré et de rechercher s'il n'y a pas un état général défectueux, des lésions organiques susceptibles d'entraver le succès de l'opération. Ces lésions organiques peuvent bien occasionner par auto-infection des complications post-opératoires qui ne peuvent s'expliquer autrement (voir à ce sujet la communication de Panas au Congrès de chirurgie en 1892 [1]).

[1] Pr Panas : Rôle de l'auto-injection dans les affections oculaires. *Bulletin et Mémoires de la Société française d'ohptalmologie*, année 1897.

Existe-t-il en un point quelconque du corps une suppuration (abcès ouvert, ulcère variqueux des jambes, eczéma des oreilles ou des narines) il faut recouvrir la région d'un pansement antiseptique, dans le but d'éviter toute infection venant de ces points.

Bon nombre d'opérateurs prescrivent un purgatif la veille de l'opération. Cette pratique nous semble devoir être abandonnée. Il est préférable que l'opéré ne soit pas dérangé pendant les premiers jours par le besoin d'aller à la selle. Le séjour au lit provoque d'ordinaire de la constipation, ce qui est plutôt favorable et contribue à l'immobilité.

Il est d'usage de prescrire un grand bain de propreté la veille.

Chez les malades qui semblent prédisposés à des complications inflammatoires, à la panophtalmie, soit qu'il s'agisse de malades atteints d'affections chroniques, ou d'affections externes suppuratives (diabète, cystite, entérocolite), on peut à l'exemple de L. Dor prescrire la veille et le jour de l'opération 2 grammes d'iodure de potassium.

Cette pratique résulte d'expériences faites sur les yeux d'animaux, lesquels ayant absorbé de l'iodure ont été réfractaires à la panophtalmie.

La tête du patient sera recouverte, au moment de l'opération, ou de gaze stérilisée, ou bien d'une serviette plongée dans une solution de sublimé à 1 pour 1000, l'œil et ses alentours immédiats restant seuls à découvert.

G. *Préparation du champ opératoire au moment de l'opération*

Le cadre restreint de ce travail ne nous permettra pas d'énumérer toutes les substances employées pour la désinfection de l'œil et des parties avoisinantes, ni de faire l'historique de cette question.

L'acide borique est l'un des premiers antiseptiques employés dans le but de désinfecter l'œil préalablement à l'opération de la cataracte. C'est en 1879 que Strasser dans sa thèse inaugurale, à l'inspiration de son maître Pfluéger étudia l'emploi de l'acide borique en ophtalmologie et recommanda la solution à 4 %.

L'acide borique ayant un pouvoir microbicide restreint on chercha des agents plus actifs et, en 1893, Sattler recommanda l'emploi du sublimé ; la dose à employer en ophtalmologie serait de 1 /5000.

L'expérience clinique a consacré en quelque sorte le bichlorure de mercure au cinq millième et le cyanure hydrargyrique à 1 /1500.

En ce qui concerne l'emploi de ces agents antiseptiques, il faut se rappeler que leur action ne doit pas être irritante pour l'épithélium conjonctival ; elles ne doivent pas surtout provoquer une desquamation, une excoriation épithéliale, qui à l'encontre du but donnerait de plus grandes chances d'infection à la plaie opératoire ; ces substances agissent et par une action bactéricide et aussi par une action mécanique, par l'irrigation, par le lavage produit à la surface conjonctivale.